SUR UNE CAUSE
DE
PSEUDARTHROSES
DANS LES TRAITEMENTS ACTUELS
DES
FRACTURES DE L'HUMÉRUS

PAR

Léon SILHOL

Docteur en médecine

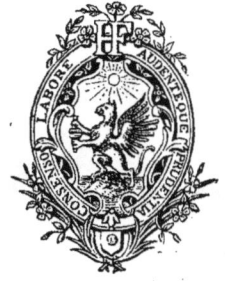

MONTPELLIER
IMPRIMERIE CENTRALE DU MIDI
(HAMELIN FRÈRES)
—
1897

OUVRAGE DU MÊME AUTEUR

CONTRIBUTION A L'ÉTUDE DES CONDENSATEURS ÉLECTRIQUES, 1894.

SUR UNE CAUSE

DE

PSEUDARTHROSES

DANS LES TRAITEMENTS ACTUELS

DES

FRACTURES DE L'HUMÉRUS

SUR UNE CAUSE

DE

PSEUDARTHROSES

DANS LES TRAITEMENTS ACTUELS

DES

FRACTURES DE L'HUMÉRUS

PAR

Léon SILHOL

Docteur en médecine

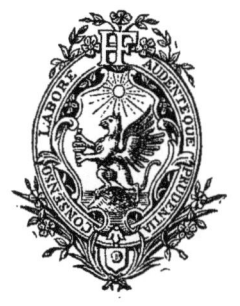

MONTPELLIER

IMPRIMERIE CENTRALE DU MIDI

(HAMELIN FRÈRES)

—

1897

A MON PÈRE

DOCTEUR EN MÉDECINE

ET A MA MÈRE

A LA MÉMOIRE

DE MON GRAND-PÈRE LABRÉLY

L. SILHOL.

A MON PRÉSIDENT DE THÈSE

MONSIEUR LE PROFESSEUR FORGUE

L. SILHOL.

INTRODUCTION

La cause de la fréquence relative des pseudarthroses dans les fractures de l'humérus n'a pas reçu jusqu'ici d'explication bien satisfaisante. D'autre part, l'étude des fractures du bras et de leur traitement nous ayant suggéré quelques réflexions sur l'influence que le traitement actuel peut avoir dans la production du déplacement par rotation, et sur les pseudarthroses, nous avons pensé que les considérations théoriques auxquelles nous ont conduit ces réflexions n'étaient peut-être pas dénuées de tout intérêt, c'est ce qui nous a engagé à en faire la base de ce travail.

En terminant, nous sommes heureux de remercier M. le professeur Forgue de l'honneur qu'il a bien voulu nous faire en acceptant de présider notre thèse.

Nous ne voulons pas oublier non plus M. le professeur Gilis et MM. les professeurs agrégés Lapeyre et Mouret, qui ont bien voulu faire partie du jury de notre thèse.

Arrivé au terme de nos études médicales, nous nous faisons un plaisir d'adresser à tous nos Maîtres de la Faculté nos meilleurs sentiments de reconnaissance, nous n'oublierons pas combien ils ont été pour nous remplis d'attention et de bienveillance.

SUR UNE CAUSE

DE

PSEUDARTHROSES

DANS LES TRAITEMENTS ACTUELS

DES

FRACTURES DE L'HUMÉRUS

CHAPITRE I

Du déplacement par rotation dans les fractures de l'humérus.

Tous les auteurs sont unanimes à constater que, de toutes les fractures, celles de l'humérus sont les plus exposées aux pseudarthroses.

Ainsi, sur 11 pseudarthroses observées par Malgaigne, 4 siégeaient sur l'humérus.

Mais, si les auteurs sont unanimes à reconnaître la grande fréquence de ces pseudarthroses, en revanche ils le sont beaucoup moins sur leurs causes; et l'on peut dire que jusqu'ici aucune théorie satisfaisante n'a été donnée sur leur mode de production.

Ce qui le prouve, c'est le passage suivant extrait du *Traité de clinique chirurgicale* de Tillaux : « Pourquoi une pseudarthrose succède-t-elle aux fractures de l'humérus plus souvent qu'aux autres fractures ? Il est bien difficile d'en trouver la cause ; on a invoqué le mode d'attache du muscle brachial antérieur et l'interposition entre les fragments d'un faisceau de ce muscle ; ce mécanisme est assez rationnel et cependant une disposition analogue se rencontre à la cuisse où la pseudarthrose est plus rare. On a invoqué aussi la difficulté de bien maintenir les fragments en place, c'est encore possible. Quoi qu'il en soit, une pseudarthrose succède parfois aux fractures de l'humérus sans que l'on sache bien pourquoi, et le praticien doit en être prévenu, car on ne manque pas de l'en rendre responsable. »

Comme on le voit, Tillaux résume en quelques mots l'état de la question; il commence et termine par l'aveu de la difficulté et celui de l'insuffisance des théories précédentes.

On doit remarquer, en effet, que l'opinion qui attribue la cause des pseudarthroses à l'interposition d'un faisceau musculaire, opinion qui est soutenue actuellement par la plupart des auteurs, ne constitue pas une théorie et ne saurait être donnée comme une explication ; car, pour qu'un faisceau musculaire puisse s'interposer entre les surfaces fracturées, il faut que ces surfaces soient écartées l'une de l'autre et alors la question revient à celle-ci : pourquoi, dans les fractures de l'humérus, les surfaces fracturées sont-elles plus souvent écartées que dans les autres fractures ?

On ne peut pas non plus invoquer la difficulté de bien maintenir les fragments ; car, si cela était une cause de pseudarthroses, ces dernières devraient être plus fréquentes dans les fractures de l'extrémité supérieure de l'humérus qui sont plus difficiles à maintenir que celles du corps, par suite de la brièveté du fragment supérieur et de l'épaisseur des parties molles au niveau de l'extrémité supérieure du bras. Or il résulte de la statistique d'Agnew que c'est tout le contraire qui a lieu. En effet, sur 167 cas de pseudarthroses de l'humérus où le siège est indiqué, Agnew a trouvé qu'elle siégeait dix-sept fois au tiers supérieur, une fois sur le condyle externe et dans 149 cas sur la diaphyse. Ces chiffres démontrent bien la prédilection des pseudarthroses pour le corps de l'humérus. Aussi, dans le cours de cette étude, aurons-nous uniquement en vue les fractures de la diaphyse humérale. On voit donc que cette difficulté de la contention des fragments est impuissante à expliquer la majorité des cas de pseudarthroses.

Il est d'ailleurs inutile d'insister davantage sur ces théories qui ont été ainsi jugées par un maître aussi éminent.

Avant d'exposer la théorie qui fait l'objet de cette thèse, il sera bon d'indiquer les divers déplacements qui peuvent se produire dans les fractures.

Avec Malgaigne on a décrit six variétés de déplacements. Nous allons les passer en revue attentivement, car c'est de leur connaissance exacte que l'on pourra déduire des règles précises pour la bonne réduction et la bonne contention des fragments.

1° Le déplacement peut se faire suivant l'épaisseur ; les surfaces fracturées peuvent rester en contact, mais elles cessent de se correspondre exactement. Ce déplacement s'observe surtout dans les fractures transversales. Mais ce déplacement existe rarement seul, et il se combine le plus souvent avec d'autres.

2° Le déplacement suivant la direction est dû à ce que l'un des fragments ou les deux fragments abandonnant leur direction normale, il se produit une flexion plus ou moins grande au niveau du trait de fracture; de là un angle variable dont le sommet correspond au trait de fracture. Ce déplacement a été, pour cette raison, désigné sous le nom de déplacement angulaire. Contrairement au déplacement suivant l'épaisseur, qui se produit en général par le fait même du traumatisme, le déplacement angulaire est le plus souvent déterminé par la contraction musculaire ; ce qui se comprend aisément, pour peu que l'on réfléchisse au mode d'insertion des muscles longs et à leur tonicité mise en éveil par le traumatisme.

3° Lorsque le déplacement suivant l'épaisseur est tel que les surfaces fracturées cessent d'être en rapport, il se surajoute un nouveau déplacement suivant la longueur de l'os ; il y a alors chevauchement des fragments. Les deux extrémités fracturées glissent l'une sur l'autre, entraînées par les muscles ou poussées par le choc initial, et le chevauchement peut atteindre de grandes proportions ; c'est un des déplacements les plus importants à reconnaître et à combattre, mais souvent aussi des plus difficiles à réduire.

4° Le déplacement par enfoncement ou par pénétration s'observe souvent aux extrémités des os longs, où la diaphyse, formée de tissus compacts, vient s'enfoncer dans le tissu spongieux de l'épiphyse ; souvent, dans ces cas, la consolidation n'est obtenue qu'avec la conservation du déplacement.

5° Il existe un déplacement tout opposé, mais bien plus rare, c'est le déplacement par écartement ; cette variété est pour ainsi dire spéciale à certains os, la rotule par exemple.

6° Enfin le déplacement suivant la circonférence, mieux appelé par rotation, est un déplacement fréquent dans les fractures des membres, et particulièrement dans celle du membre inférieur.

Le fragment supérieur de l'os fracturé, solidement fixé en haut par ses attaches normales, ne change en rien sa direction ; mais le fragment inférieur, libre d'attaches, obéit soit à l'action des muscles voisins, soit à la simple pesanteur, et subit souvent un mouvement de rotation sur son axe. Ce déplacement est fréquent dans les fractures du fémur.

Ces différents déplacements se combinent souvent ensemble et coexistent dans la même fracture. Mais, bien qu'ils soient soumis à des causes fort diverses, on peut cependant reconnaître que la direction du trait de fracture influe toujours sur le degré et la variété du déplacement. Ainsi les fractures obliques seront plus sujettes au chevauchement, les fractures transversales s'accompagnent plus fréquemment de déplacement suivant l'épaisseur.

Parmi ces différents déplacements, c'est le déplacement par rotation que nous considérons.

Dans la description du déplacement, par rotation les auteurs s'accordent pour déclarer que ce mode de déplacement s'observe principalement sur les membres, et en particulier sur le fémur ; or il se pourrait que ce déplacement soit plus fréquent et plus considérable à l'humérus qu'au fémur ; car, si pour ce dernier c'est surtout la contraction musculaire et la pesanteur qui interviennent pour produire ce déplacement, pour l'humérus il n'en est pas de même, et le plus souvent c'est le chirurgien qui en est l'unique cause.

En effet, dans toutes fractures de la diaphyse humérale, il est recommandé par les classiques de mettre ce qu'on appelle le bras en bonne position, ce qui consiste à fléchir à angle droit l'avant-bras sur le bras, et à rabattre l'avant-bras ainsi fléchi sur la poitrine. C'est cette position que l'on donne aux bras dans tous les appareils, et en particulier dans l'appareil si employé d'Hennequin. Or, en rabattant de cette façon l'avant-bras sur la poitrine, le chirurgien produit la rotation interne de l'humérus, ou du fragment inférieur si cet humérus est fracturé ; il détermine ainsi la formation d'un déplacement par rotation. Pour que ce dernier se produise, il faut évidemment que la fracture ne soit pas sous-périostée, ou qu'il n'y ait pas engrénement complet des fragments. Comme on le voit, le traumatisme n'intervient pas dans la production de ce déplacement par rotation.

Dans aucune autre fracture ce déplacement par rotation ne se produit avec autant d'intensité que dans les fractures de l'humérus.

Pour le montrer, supposons le bras en extension le long du corps et en légère rotation externe ; cette attitude est normale dans bien des cas, et notamment dans la marche ; si maintenant le traumatisme vient surprendre ce bras dans sa position naturelle et déterminer la fracture de l'humérus au niveau du tiers moyen, par exemple, l'agent vulnérant pourra produire un déplacement des fragments, mais en général ce déplacement sera bien moins considérable que celui produit par le chirurgien.

Celui-ci, après avoir examiné le membre, se conformera à la technique en mettant le bras en bonne position : c'est-à-dire qu'il fléchira à angle droit l'avant-bras sur le bras et ensuite rabattra l'avant-bras sur la poitrine ; en effectuant ce dernier mouvement, il produit la rotation interne du fragment inférieur qui tourne sur son axe d'un angle égal à celui qui, avant le rabattement, séparait l'avant-bras de la poitrine. Or, dans le cas considéré, le bras étant en légère rotation externe au moment où se produit la fracture, l'angle qui sé-sépare la poitrine de l'avant-bras fléchi peut être voisin de quatre-vingt-dix degrés, surtout si le blessé est maigre et a la poitrine peu développée dans le sens antéro-postérieur. Le chirurgien en rabattant cet avant-bras sur la poitrine lui fera donc décrire un angle voisin de quatre-vingt-dix degrés et en même temps imprimera au fragment inférieur un mouvement de rotation autour de son axe, mouvement qui dans ce cas est considérable, puisque le fragment inférieur tourne d'un angle égal à celui de l'avant-bras, c'est-à-dire tourne d'un angle droit. Le bras et l'avant-bras sont, en effet, solidaires pour tous les mouvements qui s'effectuent autour de l'axe du membre ; ainsi lorsque l'on rabat l'avant-bras, fléchi à angle droit, sur la poitrine, on sent la ligne qui joint l'épicondyle et l'épitrochlée se déplacer et de transversale devenir antéro-postérieure.

Nous croyons que les traumatismes capables de produire un déplacement par rotation de quatre-vingt-dix degrés sont rares.

Nous ne prétendons pas que ce déplacement doive toujours se produire avec cette intensité, mais il se produit toujours plus ou moins.

Or nous n'avons vu mentionner nulle part ce mode de déplacement, dans aucun traité de chirurgie, si nombreux cependant, et dont quelques-uns sont remarquables par l'étendue avec laquelle toutes les questions de chirurgie y sont traitées; il est même assez bizarre de voir certains auteurs étudier minutieusement quels sont les déplacements que le traumatisme peut bien produire sur le fragment inférieur, alors que quelques pages plus loin ils indiquent un appareil, un traitement qui, à lui seul, produit, comme nous venons de le voir, un déplacement autrement considérable que celui qui est produit en général par le traumatisme.

CHAPITRE II

Influence du déplacement par rotation sur la production des pseudarthroses.

Nous venons de voir que cette bonne position indiquée par tous les auteurs peut produire un déplacement par rotation qui, quelquefois, peut être considérable ; il nous faut examiner maintenant quelle est l'influence que ce déplacement par rotation peut avoir sur la consolidation de la fracture.

On sait qu'une des principales conditions pour qu'une fracture se consolide est que les surfaces fracturées de l'os soient en regard et aussi près que possible l'une de l'autre ; il est même des cas où on intervient chirurgicalement pour assurer le contact des deux surfaces fracturées. Donc, toute cause qui aura pour effet de déplacer, d'éloigner les surfaces fracturées sera un obstacle à la consolidation, sera une cause de pseudarthroses.

Nous avons vu que lorsque la fracture de l'humérus n'est pas sous-périostée, qu'il n'y a pas engrènement des fragments, le déplacement par rotation se produit ou du moins est produit presque toujours avec plus ou moins d'intensité ; de la définition même de ce déplacement il résulte que ce dernier doit nécessairement modifier les positions relatives des surfaces fracturées.

Dans ce déplacement il y a deux cas à considérer, suivant que les surfaces fracturées sont transversales ou obliques. Si la fracture est transversale, la rotation interne du fragment inférieur autour de son axe n'éloignera pas les surfaces fracturées l'une de l'autre, mais aura seulement pour effet de leur faire perdre leur rapport de position, c'est-à-dire que les différents points de ces surfaces ne se correspondront plus, l'os sera comme tordu sur son axe. On voit que dans ce cas le déplacement par rotation ne peut guère compromettre la consolidation, puisqu'il n'y a pas écartement des extrémités fracturées. Mais on peut se demander, si réellement les deux fragments se consolident dans cette position défectueuse, pourquoi il est si rare d'observer cette déformation sur les pièces anatomiques. On peut l'expliquer de la manière suivante : la torsion de l'os doit se corriger en grande partie par les mouvements précoces que fait le malade alors que le cal est encore mou et non ossifié; le blessé sentant, en effet, les mouvements de supination plus difficiles, moins étendus que ceux de pronation, dirigera instinctivement ses efforts dans le sens de la correction et s'appliquera à faire disparaître la gêne qu'il éprouve.

Il n'en est pas de même quand la fracture est oblique ; ici le déplacement par rotation peut produire l'écartement des surfaces fracturées, et par suite la pseudarthrose. Considérons, en effet, une fracture de l'humérus, de la diaphyse par exemple, dont les surfaces fracturées sont en contact lorsque le bras est en légère rotation externe; supposons, pour fixer les idées, que le trait de la fracture est dirigé, par exemple, de haut en bas et d'avant en arrière.

Que va faire le chirurgien ? Après avoir examiné le membre fracturé, il va appliquer la méthode classique, c'est-à-dire que, saisissant ce bras qui est en légère rotation externe, il va fléchir l'avant-bras sur le bras et ensuite rabattre sur la poitrine cet avant-bras auquel il fait ainsi décrire un angle voisin de l'angle droit. Le chirurgien, dans cette manœuvre, vient de produire un déplacement par rotation considérable.

En effet, le fragment supérieur n'étant pas solidaire du fragment inférieur, est resté immobile pendant que ce dernier tournait autour de son axe, entraîné par l'avant-bras dans son mouvement de rabattement sur la poitrine ; dans le cas considéré, la rotation du fragment inférieur autour de son axe a été voisin de quatre-vingt-dix degrés, puique l'avant-bras et le fragment inférieur tournent d'un angle égal. Dans cette rotation interne du fragment inférieur, la surface fracturée de ce dernier est entraînée dans le mouvement et s'écarte ainsi de la surface fracturée du fragment supérieur qui est immobile ; dans le cas considéré, cet écartement est très grand, puisque les deux plans des surfaces fracturées peuvent former entre eux un angle droit.

Dans les fractures obliques, les surfaces fracturées ne sont pas toujours rigoureusement assimilables à des plans, mais on peut l'admettre pour la facilité de la description ; ainsi, dans le cas considéré, nous pouvons dire que le rabattement de l'avant-bras sur la poitrine a pour effet de changer l'orientation du plan de la surface fracturée inférieure, qui primitivement était transversal et dirigé de haut en bas et d'avant en arrière, et qui, par suite de ce rabattement, est devenu antéro-postérieur et oblique de haut en bas et de dedans en dehors.

On comprend que, dans ces conditions, l'interposition musculaire puisse se produire très facilement, et même il est des cas, comme celui que nous avons pris pour exemple, où l'écartement est si considérable qu'il suffit à lui seul pour produire la pseudarthrose sans interposition musculaire.

Comme conséquences pratiques, il résulte de ce qui précède que les fractures du bras, produites pendant que l'humérus est en rotation externe ou lorsque le bras est dans son attitude normale le long du thorax, doivent être immobilisées de manière que l'avant-bras fléchi à angle droit sur le bras soit écarté de la poitrine de manière à éviter autant que possible le déplacement par rotation.

On devrait toujours prendre cette précaution, car la plupart des fractures du bras se produisent dans ces conditions.

D'ailleurs, dans toutes les autres fractures, on se préoccupe davantage d'immobiliser correctement les fragments; que dirait-on, en effet, du chirurgien qui, traitant une fracture de cuisse, ne mettrait pas le pied verticalement, mais horizontalement, parallèle au plan du lit, et qui, après avoir ainsi produit une rotation interne de quatre-vingt-dix degrés de la jambe et du fragment inférieur du fémur, immobiliserait le membre dans cette position au moyen d'un appareil? On ne manquerait pas de trouver cette manière de faire, non seulement étrange, mais encore irrationnelle, et cependant c'est ce que l'on fait depuis longtemps, et ce que l'on continue de faire tous les jours pour les fractures de l'humérus.

Dans les fractures du fémur, on recommande de disposer l'appareil de manière à ce que le pied soit vertical, c'est-à-dire perpendiculaire au plan transversal du corps. Avec cette manière de faire, le déplacement par rotation est moins grand que dans les fractures de l'humérus traitées par les procédés habituels; cependant ce déplacement n'est pas nul, car on doit remarquer que la position naturelle du pied, soit dans la station debout, soit dans la marche ordinaire, n'est pas perpendiculaire au plan transversal du corps, mais oblique à ce plan; cette rotation du pied en dehors, variable suivant les individus, existe chez tout le monde. Si on suppose que le traumatisme surprenne le membre inférieur dans sa position naturelle et détermine une fracture oblique du fémur sans engrénement de fragments, il est facile de voir dans ce cas que le chirurgien, en faisant passer le pied de la position oblique à la position verticale, détermine la rotation interne de la jambe, et produit un déplacement par rotation qui, en général, est moindre que celui qui est produit dans les fractures de l'humérus, mais qui cependant, en écartant l'une de l'autre les surfaces fracturées, peut quelquefois être suffisant pour empêcher la formation du cal et être une cause de pseudarthroses.

Cette théorie peut expliquer ce fait, constaté depuis longtemps par tous les auteurs, que de toutes les fractures, après celles de l'humérus, ce sont les fractures du fémur qui présentent le plus grand nombre de pseudarthroses.

De ce qui précède, il résulte que l'on doit immobiliser le pied dans une position oblique en dehors, lorsque la fracture du membre inférieur a été produite pendant que ce dernier était dans sa position naturelle, c'est-à-dire légèrement en rotation externe, ce qui doit être certainement le cas le plus fréquent.

Il se pourrait que l'appareil d'Hennequin doive en partie sa supériorité sur les autres modes d'extension à ce que, dans ce dernier, la jambe est en légère rotation externe.

On pourrait, à l'aide de cette théorie, interpréter l'observation suivante, due à M. le professeur Tédenat, et publiée dans la thèse de Gauthier (Montpellier, 1897).

Il s'agit d'un homme de cinquante et un ans, employé à l'usine à gaz, robuste, un peu gras, exempt de syphilis, de rhumatisme, d'alcoolisme, fracture de la portion moyenne du fémur.

Quand M. Tédenat prit le service, le malade y était depuis deux mois dans un Scultet : fragments parfaitement coaptés, très mobiles avec frottements très perceptibles.

M. Tédenat applique la traction continue. Un mois après, même situation ; alors badigeonnages iodés qui restent sans effet; puis injection de 3 grammes d'alcool dans le foyer de fracture; réaction moyenne (tuméfactions et douleurs légères pendant cinq à six jours), pas de résultat. Un peu plus tard raclage du foyer avec un long ténotome introduit entre les fragments.... Au sixième mois, malgré tous les moyens, malgré des frottements exercés à trois reprises entre les fragments, aucune trace de consolidation. Le malade rentra chez lui. Un médecin le mit dans une gouttière; au neuvième mois, M. Tédenat, prié de le voir, trouva encore une mobilité très nette des fragments, mais sans frottement dur. Il mit une attelle plâtrée bilatérale avec laquelle le blessé marcha sur des béquilles pendant deux mois, souffrant peu ou point, ayant un léger œdème à la fin de la journée. Même état alors, c'est-à-dire après onze mois. Nouveau plâtré qui fut gardé les douzième, treizième et quatorzième mois. Pas de consolidation, mobilité encore très nette, atrophie musculaire assez marquée. L'état général était resté satisfaisant.

Dix-sept mois après l'accident, M. Tédenat reçut la visite du malade marchant avec deux cannes. La consolidation s'était rapidement faite deux ou trois semaines avant.

Ce qui frappe dans cette observation, c'est que la consolidas- s'est produite alors qu'il n'y avait plus d'appareil, du quinzième au dix-septième mois; dès lors on peut se demander si la position verticale du pied dans l'appareil de Scultet, ainsi que dans les différents appareils plâtrés ou gouttières, n'avait pas eu pour effet de produire un déplacement par rotation ou en d'autres termes une rotation interne du fragment inférieur qui aurait éloigné les surfaces fracturées l'une de l'autre. Dans ce cas on comprend que le membre, une fois délivré de l'appareil, ait repris sa position normale, le pied oblique en dehors ou peut-être même reposant sur le lit par son bord externe; cette rotation externe de la jambe aurait alors rapproché les surfaces fracturées et la consolidation se serait effectuée.

De cette observation on pourrait encore rapprocher la suivante due également à M. le professeur Tédenat et publiée dans la même thèse.

R... (Jean), quarante-huit ans. Entré le 25 octobre 1886. Chute d'un premier étage. Fracture du tiers inférieur du fémur droit. Son entrée à l'hôpital date du jour de l'accident. M. Serres emploie tout d'abord le plan incliné pendant deux jours. Au bout de ce temps, application d'appareil inamovible avec traction, dit appareil de Saint-Éloi.

Pas d'accidents. Bonne position dans l'appareil.

Le 12 décembre, M. Tédenat enlève l'appareil et constate que le cal n'est pas fait. Il frotte les fragments l'un contre l'autre, prescrit des badigeonnages à la teinture d'iode et applique un appareil à extension.

Contre-extension sur les deux aines avec tubes en caoutchouc. Extension sur la jambe avec poids de 4 kilogr. Vin de quinquina 90 grammes.

Pas de réaction locale. Le malade accuse seulement des douleurs au niveau du talon qui cèdent rapidement à l'élévation de la partie.

29 décembre. — Phosphate de soude.

6 janvier. — La mobilité anormale est toujours la même: douleur au niveau de la fracture, quand on remue les fragments.

26 janvier. — La mobilité anormale persiste, moins forte cependant: douleur à la pression ; commencement de consolidation ; mais cal mou.

17 février. — Même état ; M. Tédenat injecte dans le foyer une demi-seringue d'une solution au 1/100 de nitrate d'argent.

18 février. — Pas de réaction inflammatoire locale. A la suite de la piqûre d'hier, le malade a éprouvé une légère cuisson qu'il compare à la cuisson produite par un vésicatoire.

21 février. — Le malade souffre un peu au niveau de la fracture.

24 février. — Toujours pas de consolidation. Le malade sort au mois de mai. Pas de consolidation.

Antécédents. — Père goutteux ; mère bien portante. Le malade avait souvent des attaques de rhumatisme. Il ne buvait pas. Pas de syphilis. C'est un homme très vigoureux.

Le cal est fait sept ou huit mois après la sortie de l'hôpital: gros, régulier, quelquefois un peu douloureux (mars 1893).

Comme dans l'observation précédente la consolidation s'est effectuée après la sortie de l'hôpital.

Billroth cite le cas d'un individu jeune et robuste, qui s'était fait une double fracture de l'humérus ; la consolidation s'était rapidement produite entre les fragments supérieur et moyen, tandis qu'une pseudarthrose s'était développée entre les fragments inférieur et moyen. L'opération prouva qu'il n'y avait aucune interposition de parties molles.

Cette théorie peut aussi interpréter ce cas. En effet, le fragment moyen n'a pu subir aucun déplacement par rotation pendant le rabattement de l'avant-bras sur la poitrine, puisque ce fragment était indépendant du fragment inférieur ; le déplacement étant nul entre les fragments supérieur et moyen, la consolidation a pu se produire rapidement. La même chose n'a pas eu lieu entre les fragments moyen et inférieur, ce dernier a subi une rotation interne plus ou moins grande déterminée par le rabattement de l'avant-bras sur la poitrine ; ce déplacement par rotation aura eu pour effet d'écarter les surfaces fracturées, par suite la consolidation n'aura pu se produire entre les fragments moyen et supérieur.

Ce qui tend encore à prouver que la plupart des pseudarthroses sont dues à l'écartement des surfaces fracturées, c'est que, de toutes les variétés anatomiques, la plus fréquente de beaucoup est la pseudarthrose fibreuse (Gerdy) ou pseudosynarthrose (Dénucé), qui est surtout consécutive à l'écartement des fragments.

CHAPITRE III

De l'extension continue

Les fractures de la diaphyse humérale sont le plus souvent obliques (Ricard et Demelin), ce qui est une cause de chevauchement lequel peut produire aussi la pseudarthrose. Pour ces fractures, comme pour celles du membre inférieur, le traitement de choix devrait être l'extension continue. Cependant il n'en est rien ; faute d'appareil réalisant cette extension d'une façon convenable, et dans des conditions pratiques, on est obligé de renoncer aux avantages si précieux de cette méthode.

Dans ce chapitre, nous étudierons l'extension continue à un point de vue général, car dans le chapitre suivant nous reviendrons sur cette importante question et nous examinerons s'il ne serait pas possible de créer un appareil à extension continue simple et pratique permettant de faire bénéficier les fractures du bras des avantages de cette méthode qui donne de six beaux succès dans les fractures du membre inférieur.

La nécessité de l'extension permanente dans le traitement des fractures du membre inférieur s'est fait sentir dès la plus haute antiquité : « Hippocrate décrit un appareil pour les fractures de jambe et Galien un autre pour les fractures de cuisse. » (Malgaigne.)

Les appareils à extension continue agissent par traction.

Ces appareils se composent de deux systèmes : l'un passif, fixant la partie supérieure du membre et la maintenant immobile; l'autre actif, prenant point d'appui sur la partie inférieure et cherchant à l'éloigner de la partie supérieure. Primitivement, on cherchait à obtenir cette traction en fixant les liens extenseurs et contre-extenseurs, aux pieds et à la tête du lit. C'est ainsi que faisaient J.-L. Petit, Velpeau.

Leur appareil avait été perfectionné par Jobert (de Lamballe), qui glissait une planche sous le matelas, afin de maintenir le malade dans une position bien horizontale, et d'empêcher le bassin de s'enfoncer et de donner ainsi une certaine obliquité au segment supérieur du membre fracturé. Dans l'appareil de Jobert, la traction s'exerçait au moyen de lacs fixés à la semelle d'une pantoufle, lacée sur le cou-de-pied du malade.

Mais ces appareils ne sont devenus réellement recommandables que lorsque, à la traction par des lacs ou des alèzes, a été substituée la traction élastique. Il était facile, en effet, de prévoir que, quelle que soit la rigueur avec laquelle serait appliqué l'appareil à extension, il devenait souvent insuffisant, soit parce que les liens s'allongeaient et relâchaient l'extension, soit surtout parce que le moindre mouvement du malade changeait les conditions de la traction qui pouvait cesser de s'exercer dans une direction convenable. Une traction considérable, qui eût pu seule amener l'immobilité, n'était que rarement tolérée par le malade, et déterminait des douleurs, de l'inflammation aux points d'appui, voire même des eschares.

Aussi l'appareil élastique de Gariel fut-il, au début, accueilli avec faveur. Mais, comme les précédents, l'appareil de Gariel présentait le grand inconvénient de produire une traction dont il était impossible de connaître la valeur. Car l'intensité de l'extension doit varier suivant les fractures ; ainsi, pour une fracture de jambe, il faut un effort de traction de 3 kilogr., pour une fracture de cuisse un effort de 5 ou 6 kilogrammes, suivant la musculature du malade.

Si ces valeurs ne sont pas atteintes, l'extension continue sera insuffisante et le résultat sera mauvais ; si, au contraire, l'intensité de l'extension est bien supérieure à ces chiffres, il est à peu près certain que le malade sera dans l'impossibilité de supporter ce mode de traitement. Il est donc de toute nécessité qu'un appareil à extension continue permette de produire un effort de traction de valeur déterminée.

Dans le chapitre suivant nous indiquerons un procédé très simple pour réaliser, au moyen de lacs ou cordons en caoutchouc, une extension d'une intensité donnée.

Pour ces différentes raisons, ces appareils ont été abandonnés ; aujourd'hui l'extension continue, telle qu'on l'applique au membre inférieur, s'obtient au moyen de poids qui assurent une traction constante, quels que soient les déplacements du malade, et qui, de plus, permettent très facilement de graduer et de mesurer l'effort de traction.

Un dispositif commode pour appliquer l'extension continue au membre inférieur est le suivant, connu sous le nom d'appareil de Tillaux ; le segment inférieur du membre fracturé, c'est-à-dire la partie inférieure de la jambe, s'il s'agit d'une fracture de jambe ; la jambe et la partie inférieure de la cuisse, s'il s'agit d'une fracture de cuisse, doivent donner point d'appui à 3 ou 4 bandelettes de diachylum qui sont collées longitudinalement sur les faces externes et internes du membre, de telle façon que le milieu corresponde à la plante du pied. Mais on a eu soin de séparer la bandelette agglutinative de la plante du pied, et de la maintenir distante de quelques centimètres, de façon que ces bandelettes constituent une sorte d'étrier où l'on fixera le lien extenseur. Ces bandelettes sont maintenues par d'autres bandelettes, plus petites, roulées circulairement, en bracelet, au-dessus des malléoles, au-dessous de la tubérosité antérieure du tibia, au-dessus des condyles du fémur. En ayant soin de rabattre, en haut, les chefs des bandelettes longitudinales, et d'entremêler leurs extrémités avec les circulaires de la dernière bandelette roulée en bracelet, on donne à l'appareil plus de solidité, et on l'empêche de glisser sous l'influence de la traction.

Dans l'étrier passe une corde aboutissant au pied du lit, se réfléchissant sur une poulie qui y est fixée, et, à son extrémité, on suspend un poids de 3, 4 ou 5 kilogrammes, suivant les cas. Les tractions plus fortes sont inutiles et douloureuses. Quelle que soit la position du malade dans le lit, si ses pieds ne portent pas, si les poids ne touchent pas par terre, la traction reste toujours uniforme.

Cette traction permanente épuise la contractilité musculaire, et permet d'obtenir une bonne réduction. La contre-extension n'est pas nécessaire, le poids du tronc suffit à contre-balancer l'extension faite sur le segment inférieur du membre.

Tous les chirurgiens, au moins à l'étranger, ne sont pas d'accord sur l'intensité de la force que l'on doit employer dans l'extension continue. Pour Volkmann, la traction ne devrait pas dépasser 15 livres ; elle pourrait être portée à 14 kilogrammes (Crosby). Ce poids énorme serait légitimé par la diminution considérable que fait subir, à l'extension, le frottement du membre sur le lit et la réflexion de la corde sur la poulie. Hamilton pense que, jusqu'à l'âge de vingt ans, il faut adopter, pour faire l'extension, un chiffre de livres égal au nombre des années.

D'autre part, d'après Sarazin, il est impossible de faire supporter, même par un homme très vigoureux, une traction opérée par un poids de 2 à 3 kilogrammes dans une fracture de jambe, de 4 à 5 kilogrammes dans une fracture de cuisse ; or ce poids serait à peine suffisant pour contre-balancer le poids du membre et les frottements qu'il exerce sur le lit. Cela résulte du moins de l'expérience suivante : « Coupons, dit Sarazin, un membre au niveau du point où siège la fracture, enveloppons-le comme le membre blessé, déposons-le sur un lit dans des conditions absolument identiques à celles dont nous étudions les effets, et il ne sera pas déplacé par les tractions si peu considérables que le malade a consenti à supporter. Si nous fixions un dynamomètre sensible sur les deux segments de l'os divisé, l'aiguille resterait à zéro. Il est donc démontré pour nous, que les tractions continues, tolérées par les malades, sont contre-balancées par le poids du membre et des objets dont on l'enveloppe, par la pression et par le frottement qu'il exerce sur le lit et les coussins où il est déposé. Elles n'ont pas, par conséquent, l'efficacité qu'on leur attribue pour lutter contre l'élasticité musculaire et contre le chevauchement des fragments. »

A ces objections, les chirurgiens répondent : il est possible que, théoriquement, l'appareil à extension continue soit défectueux; mais, outre que l'assertion de Sarazin est fausse en ce qui concerne la tolérance du malade pour les poids, la théorie doit s'incliner devant la pratique, car il est certain que les fractures de cuisse traitées par ce simple appareil guérissent seules et dans de bonnes conditions.

Il nous semble que cet appareil qui rend de si grands services en clinique méritait une autre défense. Car une méthode si parfaite dans ses résultats pratiques ne saurait être défectueuse en théorie. Ce qui est défectueux, c'est l'interprétation que Sarazin donne aux résultats de ses expériences. Une théorie exacte n'est jamais en désaccord avec les faits que donne l'observation.

Cet auteur, en effet, confond la force nécessaire pour déplacer le fragment inférieur de l'os fracturé avec la force nécessaire pour déplacer en totalité la portion du membre située au-dessous de la fracture. Or ces deux forces ne sont pas identiques, car le fragment osseux, situé au sein d'un milieu élastique comme les muscles, oscille avec facilité autour de sa position d'équilibre. Si l'on applique à l'extrémite de ce fragment osseux une certaine force, celui-ci se déplacera jusqu'à ce que l'élasticité du milieu musculaire avec lequel il fait corps équilibre cette force; si on augmente l'intensité de cette force, il y a de nouveau déplacement du fragment osseux qui ne s'arrête que lorsque l'équilibre est établi entre l'accroissement de la force et l'accroissement de l'élasticité musculaire.

Par conséquent, entre certaines limites, le déplacement du fragment inférieur est fonction de l'élasticité musculaire, ou, ce qui revient au même, est fonction de la force qui produit l'extension, en vertu du principe bien connu de mécanique, qui dit que la réaction est égale à l'action. Mais cela n'est vrai que lorsque la contractilité des muscles a été épuisée par l'extension continue, ce qui se produit d'ailleurs assez rapidement; dans ce cas seulement, le milieu musculaire réagit uniquement par son élasticité. Dans ces conditions, les parties molles, en vertu de leur élasticité, s'infléchissent vers la force qui produit l'extension, sans qu'il y ait pour cela déplacement total de la portion inférieure du membre fracturé; cette flexion des parties molles permet un certain déplacement du fragment osseux inférieur.

A ce déplacement s'en ajoute un autre.

On sait, en effet, que la peau, grâce à la présence du fascia superficialis, est très mobile sur les parties sous-jacentes; et réciproquement, si l'on immobilise la peau, il est très facile de faire subir à ces parties sous-jacentes des mouvements limités.

On peut vérifier facilement que ces mouvements limités peuvent cependant avoir une certaine amplitude lorsque la portion inférieure du membre n'est pas en contact avec le plan qui soutient ce membre; c'est ce qui a lieu pour les fractures de cuisse et de jambe où l'on doit éviter de faire toucher le talon. On comprend que, dans ces conditions, la partie inférieure du membre ne peut pas buter contre un obstacle capable d'arrêter le glissement du membre sur la face interne de la peau, cette dernière étant immobilisée. Il est facile aussi de voir que, pour des déplacements limités, la force nécessaire pour produire le glissement du membre sur la face interne de la peau est bien inférieure à la force nécessaire pour vaincre le frottement existant entre la face externe de la peau et le plan sur lequel elle presse; c'est-à-dire qu'une force incapable de déplacer en totalité une portion de membre peut cependant être suffisante pour déterminer un glissement plus ou moins étendu sur la face interne des téguments.

En résumé, dans l'extension continue, telle qu'on la pratique en clinique, le déplacement total du fragment osseux inférieur résulte, d'une part de la flexion des parties molles vers la force qui produit l'extension, et d'autre part du glissement du membre sur la face interne de ses téguments.

Les conclusions de Sarazin sont donc fausses, les tractions continues tolérées par les malades ne sont pas contre-balancées par le poids du membre, par la pression et par le frottement sur le lit et les coussins où il est déposé, puisque le fragment osseux inférieur peut subir un déplacement assez étendu sans qu'il y ait pour cela déplacement total de la portion du membre située au-dessous de la fracture.

Cette étude sur le mécanisme de l'extension continue nous suggère un moyen bien simple dont l'application faciliterait beaucoup cette extension.

Nous avons vu précédemment que la force nécessaire pour produire un glissement limité du membre sur la face interne de ses téguments était bien inférieure à la force nécessaire pour produire le déplacement total du membre, ou, ce qui revient au même, pour vaincre le frottement produit par la pression de la face externe de ces téguments sur la surface avec laquelle ils sont en contact. Cette différence provient de ce que la face interne de ces téguments est toujours recouverte d'une certaine quantité de tissus adipeux qui lubrifient d'une façon parfaite cette surface interne et facilitent ainsi beaucoup le glissement; au contraire, la face externe de ces téguments, en contact avec l'appareil, est toujours sèche, écailleuse et rugueuse, conditions qui augmentent le frottement de glissement dans une très grande proportion. Pour remédier à cet inconvénient, on est conduit, en procédant par analogie, à faire artificiellement, pour la face externe des téguments, ce qui existe naturellement à leur face interne; c'est-à-dire à lubrifier avec un corps gras quelconque, la vaseline par exemple, la face externe de ces téguments en contact avec l'appareil. Pour avoir une idée de la diminution du frottement résultant de l'interposition d'un corps gras entre deux surfaces, il suffit de savoir que le coefficient de frottement au départ, dans le cas de bois sur bois, à sec, est égal à 0,62(1); tandis que, pour bois sur bois, avec surfaces recouvertes d'un enduit gras, ce même coefficient se réduit à 0,20; c'est-à-dire que, pour le bois, l'interposition d'un corps gras rend le frottement, au départ, trois fois plus petit. Par conséquent, si on lubrifiait avec un corps gras, la vaseline par exemple, le membre fracturé, ou, ce qui revient au même, les parties de l'appareil qui supportent ce membre, on obtiendrait ainsi, avec des poids bien moindres, une extension continue aussi efficace et plus facile à supporter pour les malades. Ce moyen serait surtout avantageux pour les fractures du membre inférieur.

Ce procédé serait plus simple et, croyons-nous, plus efficace que le chariot de Volkmann, qui d'ailleurs est peu employé; ce dernier appareil, en effet, dans les fractures des jambes sup-

---

(1) Flamant, Cours de mécanique professé à l'École centrale, page 386.

porte à la fois les deux fragments osseux, et par conséquent favorise très peu leur déplacement relatif.

Tous les appareils que nous venons d'examiner font corps avec le lit du malade ; ils présentent cet inconvenient plus ou moins grand d'être souvent dérangés par les mouvements qu'on communique au patient, pour les nécessités de sa toilette, pour changer son drap, ses alèzes, lui passer le bassin, etc., etc.

Aussi, bon nombre de chirurgiens préfèrent-ils les appareils à extension indépendants du lit.

Desault a employé, l'un des premiers, les appareils à extension et à contre-extension indépendants du lit. Nous ne nous attarderons pas à décrire celui qu'il a imaginé, pas plus que les modifications que lui ont fait subir les chirurgiens qui l'ont suivi. Nous nous bornerons à rappeler celui que Nélaton a préconisé depuis 1858, et qui porte le nom d'appareil américain.

Cet appareil consiste, essentiellement, en une longue attelle qu'on place à la partie externe du tronc et du membre fracturé. Cette attelle doit, d'une part, remonter jusqu'à l'aisselle, et, de l'autre, dépasser d'une assez notable longueur le pied du blessé. Elle porte à cette dernière extrémité une pièce de bois faisant angle droit avec sa direction, et traversée par un pas de vis, dans lequel s'engage une grosse vis en bois.

Dans un certain nombre d'appareils, cette pièce de bois glisse dans une coulisse le long de la face interne de l'attelle et peut être fixée, à la distance convenable, pour la longueur du membre.

La vis se termine par un crochet pivotant sur son axe et destiné à produire l'extension dont quelques tours, imprimés à la vis, peuvent faire varier l'intensité.

Cet appareil impose au malade une position très pénible ; de plus, avec cet appareil comme avec celui de Gariel, il est impossible de réaliser une extension d'une intensité donnée

Nous croyons qu'il serait possible de constituer un appareil exempt de ces inconvénients, en combinant la suspension et l'extension.

On pourrait employer le mode de suspension que Smith a appliqué à son attelle, c'est-à-dire que la corde, qui soutient la gouttière dans laquelle est le membre, au lieu d'être fixée à un crochet, se réfléchit à une poulie; de cette façon, le membre fracturé peut être déplacé par le malade dans tous les sens, non seulement dans une direction parallèle à l'horizon, mais encore dans une direction oblique à cet horizon.

L'extension continue pourrait être faite au moyen d'une bande en caoutchouc, fixée d'une part à l'extrémité inférieure de la gouttière, et d'autre part à une guêtre lacée sur la partie inférieure de la jambe, ou bien encore fixée à une anse formée par des bandes de diachylum appliquées comme dans l'appareil de Tillaux. On pourrait mesurer la tension de la bande en caoutchouc, au moyen du procédé que nous indiquons dans le chapitre suivant. Pour faciliter l'extension, tout en diminuant la tension de la bande élastique, on pourrait lubrifier, avec de la vaseline, les parties de l'appareil qui **supportent le membre fracturé.**

CHAPITRE IV

Traitement des fractures du bras par l'extension continue

Les fractures obliques de l'humérus avec tendance au chevauchement sont traitées habituellement, en France du moins, au moyen de l'appareil d'Hennequin, dont nous empruntons la description suivante à M. le Dr Hamonic.

1° Position du malade.

On le fait asseoir sur une chaise, on fait passer sous son aisselle du côté malade le plein d'une bande dont on fixe les extrémités à un crochet planté au plafond, ou plus simplement, à l'hôpital, à une tige de bois, ,un manche de balai placé sur les tringles supérieures de deux lits voisins ; il faut que l'anse de la bande, ainsi déposée, soulève autant que possible l'aisselle sous laquelle elle passe.

2° Extension du bras.

On place l'avant-bras à angle droit sur le bras au moyen d'une bande qui joue le rôle d'écharpe, qui passe derrière le poignet et dont on noue les deux chefs derrière la nuque.

On prend alors une bande de 40 centimètres de largeur environ, ou en place la partie moyenne sur la face antérieure de l'extrémité inférieure du bras, on conduit les deux chefs en arrière, puis on les ramène en avant après les avoir croisés.

On les croise de nouveau, et les portant du plan horizontal dans le plan vertical, on les conduit sur la face inférieure de l'extrémité supérieure de l'avant-bras fléchi à angle droit.

On noue les extrémités de la bande à une certaine distance du coude de façon qu'entre celui-ci et la bande il existe un espace de 6 ou 7 centimètres, et on fixe à cette sorte d'étrier un poids de 4 kilogrammes environ. Le malade souffre pendant un moment. Pour le calmer on n'a qu'à soutenir le poids, et on ne l'abandonne que peu à peu à lui-même. Telle est la position du malade. Le poids fait l'extension, la bande axillaire fait la contre-extension, et la réduction s'opère elle-même pendant qu'on prépare les pièces de l'appareil.

Il est bon de placer, pour éviter la compression, entre l'aisselle et la bande qui passe au-dessous, une couche d'ouate. Il est d'usage pour cela de placer la couche d'ouate entre les deux feuillets d'une compresse repliée sur elle-même. On forme ainsi un petit coussin qui, placé sous l'aisselle, reçoit la bande de la contre-extension dans la rainure qui résulte de l'adossement du coussin à lui-même, par le fait du rapprochement du bras avec le tronc.

Cette position est quelquefois pénible pour le malade qu'il faut surveiller.

3° Préparation des pièces.

On prend une large pièce de tarlatane de dix-huit ou vingt doubles, de 20 ou 22 centimètres de largeur, et, à l'aide d'un crayon, on trace une sorte d'H dont la barre transversale est plus large que les barres verticales et, en outre, elle est plus rapprochée des extrémités supérieures des barres verticales que de leurs extrémités inférieures. La ligne transversale constitue la partie pleine de l'appareil ; elle formera la gouttière ; les portions des lignes verticales situées au-dessus de la ligne horizontale forment ce qu'on appelle les petits chefs ; les portions inférieures de ces mêmes lignes constituent les grands chefs.

La longueur de ces chefs doit varier suivant les individus, et il est bon, avant de faire le tracé, d'avoir, par des mesures exactes, déterminé cette longueur.

En moyenne, les chefs supérieurs doivent avoir 25 centimètres ; 35 ou 40 sont nécessaires aux inférieurs.

Mais, je le répète, ces dimensions n'ont rien d'absolu. Il est bon de suturer rapidement les bords de l'appareil pour que le parallélisme des doubles qui le constituent ne se détruise pas.

Cela fait, on prépare du plâtre, qu'on gâche comme d'habitude : on met moitié plâtre et moitié eau, et on en imbibe exactement l'appareil qu'on exprime ensuite le mieux possible. On efface les plis produits par cette manœuvre, on le lisse et l'applique.

4° Application de l'appareil.

On insinue entre le corps et le bras la partie pleine de l'appareil, qui doit avoir la même longueur que le bras. Il faut que la ligne courbe qui forme sa limite supérieure se place sous l'aisselle, tandis que la ligne courbe qui en constitue la limite inférieure doit correspondre au coude et se trouver un peu au-dessus de l'olécrâne.

Le plein de la tarlatane doit donc former au bras une gouttière interne qui embrasse la moitié ou un peu plus de sa circonférence. Cela fait, les petits chefs de l'appareil sont ramenés et croisés sur l'épaule.

Les grands chefs ou chefs inférieurs sont croisés sur la face inféro externe de l'avant-bras, puis ramenés sur sa face antéro-interne et croisés de nouveau. On peut, si l'on veut, les ramener encore en arrière autour du poignet. Inutile de dire que l'avant-bras fléchi doit être en supination.

Pour éviter la compression des vaisseaux au niveau du coude, M. Hennequin place au-dessous du chef inférieur, qui passe au devant de la partie supérieure de l'avant-bras, et qui la croise à angle aigu, un petit tampon d'ouate allongé suivant l'axe de l'avant-bras.

L'appareil appliqué et maintenu par des aides, on le fixe au moyen d'une bande sèche fortement serrée et on laisse sécher.

On enlève ensuite cette dernière et on coupe avec des ciseaux la bande qui maintenait l'aisselle et celle qui maintenait les poids, laissant inclus dans l'appareil tout ce qu'on ne peut couper de ces bandes avec les ciseaux. Une bonne écharpe complète l'appareil, et le malade peut se lever et marcher.

Si la gouttière de l'appareil s'écarte des tissus, ceux-ci se dégonflant, on peut insinuer de l'ouate et même rapprocher les bords de la gouttière à l'aide d'une bande de diachylum circulaire, comme dans l'appareil de Maisonneuve, et séparée de la peau par du taffetas gommé.

Cet appareil est considéré par les auteurs comme un appareil contentif, parce que la force qui est opposée à l'élasticité musculaire n'est pas très apparente ; cependant elle n'en existe pas moins et cet appareil doit être classé parmi ceux qui sont à extension continue.

Dans l'appareil d'Hennequin la force qui est opposée à la tonicité musculaire est d'une part constituée par l'élasticité du coton qui est interposé entre la paroi supérieure du plâtre et de l'avant-bras, et de l'autre par l'élasticité des parties molles de cet avant-bras. Le choix de ces forces n'est pas heureux, car pour lutter avantageusement contre l'élasticité musculaire il faut une force qui se maintienne constante et qui de plus se prête à une mesure facile de son intensité. Or les forces fournies par l'élasticité du coton et des parties molles sont loin de remplir ces conditions. Tout le monde sait avec quelle facilité le coton perd son élasticité, se tasse, à tel point que des couches très épaisses de cette substance soumises pendant quelque temps à une pression relativement faible, finissent par se réduire à des feuilles très minces.

L'élasticité des parties molles ne vaut pas mieux ; on sait, en effet, que, lorsqu'on enlève des tours de bande qui étaient trop serrés, on constate sur les parties molles des dépressions et des empreintes qui persistent quelquefois pendant plusieurs jours.

On ne doit donc pas s'étonner si l'appareil d'Hennequin ne donne pas toujours de bons résultats. Lorsque l'élasticité musculaire, cause du chevauchement, s'exerce avec une certaine intensité, il arrive que le coton perd son élasticité et se tasse rapidement ; d'autre part, les parties molles de l'avantbras voisines du pli du coude se dépriment et perdent aussi leur élasticité ; dès lors le fragment osseux inférieur remonte et le chevauchement se reproduit.

L'appareil lui-même peut aussi remonter, car les parties molles et le coton qui se trouvent au niveau de l'aisselle, comprimés par le plein de l'appareil, finissent par se déprimer et se tasser, et permettent ainsi à l'appareil de remonter, ce qui augmente encore le chevauchement.

On voit que pour les fractures du bras avec chevauchement l'extension produite par l'appareil d'Hennequin doit être souvent insuffisante et illusoire.

Appareil de Londasle. — Cet appareil se compose de deux pièces terminales, fixées au coude et à l'épaule, et d'une tige d'acier intermédiaire qui les réunit ; à cette tige est adapté un système de vis qui permet de la raccourcir et de l'allonger à volonté. Cet appareil présente le même inconvénient que l'attelle américaine, c'est-à-dire qu'il ne permet pas de réaliser une extension d'une intensité déterminée ; par conséquent, l'effort de traction ainsi produit peut être ou trop grand ou insuffisant.

Le professeur Duplay pratique l'extension dans l'abduction, les lacs extenseurs prenant leur point d'appui au-dessus des épicondyles huméraux, le malade étant couché ; la corde qui soutient le poids vient s'enrouler autour d'une poulie fixée au lit latéralement. Les résultats obtenus sont bons. Toutefois il y a de gros inconvénients ici, le malade est condamné au repos au lit, l'appareil se dérange facilement et a besoin d'être surveillé à chaque instant.

D'autre part, il serait imprudent d'appliquer cette méthode de traitement aux personnes âgées. On pourrait, peut-être, réaliser l'extension continue, d'une façon très commode, au moyen de bandes en caoutchouc. La substitution de bandes en caoutchouc aux poids, dans les appareils à extension continue, permettrait de rendre ces derniers indépendants du lit; de plus, contrairement à ce qui a lieu pour les poids, l'extension produite par les bandes élastiques s'exercerait toujours dans le même sens et avec la même intensité, quelle que soit la position du malade par rapport à la direction de la pesanteur ; que le malade soit levé ou couché, l'extension s'exercerait toujours avec la même intensité et dans la même direction par rapport à l'axe du membre fracturé.

Ces avantages peuvent être très utiles dans certains cas, notamment dans les fractures du bras avec tendance au raccourcissement ; un appareil qui serait muni de ce mode d'extension permettrait au malade de se lever pendant toute la durée du traitement. Si, de plus, il était possible, au moyen d'un procédé simple et pratique, d'obtenir, avec les bandes élastiques aussi facilement qu'avec les poids, une extension d'une intensité quelconque mais déterminée, on voit tout de suite que, dans ce cas, les bandes en caoutchouc auraient tous les avantages des poids sans en avoir les inconvénients.

Pour obtenir avec des bandes élastiques une extension d'une intensité déterminée, on pourrait employer le procédé suivant : soit CD (fig. 1) une bande de caoutchouc fixée en C ; sur la partie moyenne de cette bande, traçons à l'encre deux traits a et b éloignés l'un de l'autre de 5 centimètres, par exemple ; ceci fait, supposons, pour fixer les idées, que nous voulions obtenir avec cette bande une extension d'une intensité égale à 2 kilogrammes ; pour cela, fixons à l'extrémité inférieure D un poids de 2 kilogrammes ; sous l'influence de ce dernier la bande va s'allonger jusqu'à ce que sa force élastique fasse

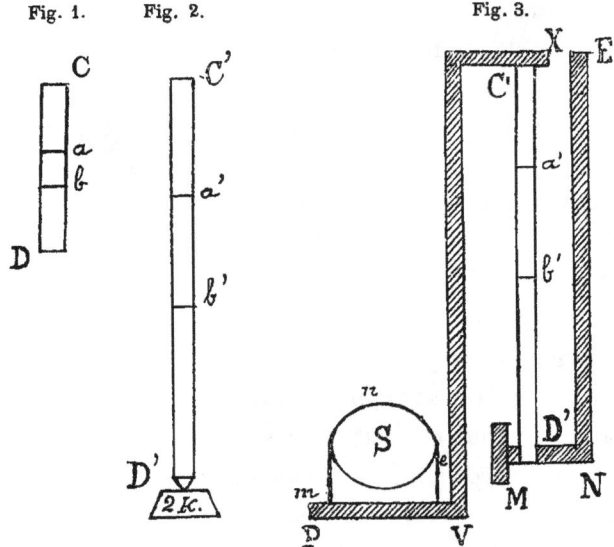

PRINCIPE DE L'APPAREIL DE L'AUTEUR

équilibre au poids ; à ce moment, cette force élastique est égale à 2 kilogrammes, en vertu du principe de l'égalité de l'action et de la réaction.

La longueur de cette bande est devenue égale à C'D' (fig. 2), la distance qui sépare les deux traits a et b a également augmenté et de ab elle est devenue $a'b'$ (fig. 2). Supposons toujours, pour fixer les idées, que la nouvelle distance $a'b'$ qui sépare les deux traits soit par exemple égale à 12 centimètres; nous pourrons conclure que lorsque la distance qui sépare les deux traits devient égale à 12 centimètres, la force élastique de la bande en caoutchouc est égale à 2 kilogrammes. Nous avons donc le moyen de produire, sans poids, une extension égale à 2 kilogrammes; il suffit pour cela de fixer une extrémité de la bande au membre fracturé et d'enrouler l'autre extrémité sur une bobine ou sur un tourniquet quelconque de manière à tendre la bande jusqu'à ce que la distance qui sépare les deux traits devienne égale à 12 centimètres; à ce moment l'intensité de l'extension est égale à 2 kilogrammes. Comme on le voit, ce procédé est assez simple. La bande élastique qui sert d'agent extenseur constitue elle-même son dynamomètre.

Ce moyen permet, en outre, d'assurer la constance de l'extension; supposons, en effet, qu'au bout de quelque temps, le coton se tassant et les parties molles se déprimant, les deux extrémités de la bande se rapprochent, l'extension ne s'exercera plus avec la même intensité; mais, si les deux extrémités de la bande se rapprochent, la distance qui sépare les deux traits va diminuer et ce rapprochement des deux traits nous avertira que l'extension ne se fait plus avec la même intensité; pour rétablir cette dernière avec son intensité primitive, il suffira de tendre, avec la bobine, la bande élastique jusqu'à ce que la distance qui sépare les deux traits ait repris sa valeur initiale, soit 12 centimètres dans le cas considéré.

On ne peut songer, en effet, à employer les dynamomètres métalliques qui se trouvent dans les cliniques; ces appareils sont relativement lourds et encombrants, d'un prix élevé, et on ne les trouve pas partout; de plus, ces appareils ne sont pas des instruments de précision, dans certaines conditions difficiles à déterminer, l'erreur de leur indication doit certainement dépasser 2 kilogrammes.

La figure (3) représente le principe d'un appareil, pour fracture du bras, basé sur ce mode d'extension. La bande élastique CD est fixée à deux pièces en bois, ou en métal, dont l'une MNE vient appuyer son extrémité E, terminée par une crosse axillaire, sous l'aisselle du malade ; l'autre extrémité porte en MN une bobine sur laquelle on enroule la bande CD.

L'autre pièce PVX donne attache par son extrémité supérieure à la bande CD, tandis que l'extrémité inférieure PV donne attache aux deux chefs d'un lac $m\,n\,e$ qui entoure la partie supérieure de l'avant-bras, au voisinage de l'articulation du coude ; l'avant-bras, dont la section est représentée en S, est fléchi à angle droit sur le bras, de plus, il est maintenu écarté de la poitrine pour éviter le déplacement par rotation interne.

Dans cet appareil les deux fragments seraient tirés chacun en sens inverse, comme dans l'appareil d'Hennequin, mais avec cette différence que la bande en caoutchouc produit une extension qui, comme nous l'avons vu précédemment, peut facilement être graduée et mesurée, ce qui permet d'assurer la constance de l'extension d'une façon rigoureuse.

CONCLUSIONS

1° De cette étude il résulte que, dans la plupart des fractures de l'humérus, l'on devrait autant que possible immobiliser le membre supérieur, de manière à ce que l'avant-bras, fléchi sur le bras, soit écarté de la poitrine, afin d'éviter le déplacement par rotation, et par suite la pseudarthrose.

2° Quant à l'intensité que l'on doit donner à l'extension continue, nous croyons avoir démontré la fausseté de l'assertion de Sarazin. Contrairement à ce que prétendent certains auteurs, l'extension telle qu'on la pratique habituellement doit être suffisante dans le plus grand nombre de cas, d'ailleurs les résultats cliniques sont là pour le prouver. Il serait même possible de réduire encore l'intensité en lubrifiant, avec un corps gras, les parties de l'appareil qui supportent le membre fracturé ; ce moyen serait facile à appliquer dans les fractures du membre inférieur, on obtiendrait ainsi une extension continue aussi efficace avec un effort de traction bien moindre, ce qui rendrait cette méthode de traitement plus facile à supporter pour les malades.

3° Pour les fractures de l'humérus, avec tendance au chevauchement, le traitement de choix doit être l'extension continue comme pour le membre inférieur. Les moyens de réaliser cette extension continue sont multiples, cependant il nous semble que l'emploi des bandes en caoutchouc serait dans ce cas particulièrement avantageux : en effet, comme nous l'avons montré précédemment, ces bandes élastiques produisent une extension continue dont il est très facile de graduer et de mesurer l'intensité. Ces bandes ainsi appliquées auraient tous les avantages des poids sans en avoir les inconvénients.

BIBLIOGRAPHIE

AUBIN. — Th. Montpellier, 1858.
BÉRENGER-FÉRAUD. — Traité des fractures non consolidées, 1871.
BILLROTH. — Pathologie et thérap. générales chirurgicales, 1887.
BERGER. — Revue de chirurgie, 1888.
DENUCÉ. — Art. Pseudarthrose *in* Dict. Jaccoud.
FORGUE et RECLUS. — Thérapeutique chirurgicale, 1892.
GAUTIER (H.). — Thèse de Montpellier, 1897.
HAMILTON. — A practical Treatise on Fractures and Luxations, 1860.
KŒNIG. — Pathologie chirurgicale spéciale (Trad. de Comte).
MALGAIGNE. — Traité des fractures et luxations, 1847.
NORRIS. — Amer. Journ. of Sc. Medic., 1842.
ROCHARD. — Art. Pseudarthrose *in* Dict. Dechambre.
RIEFFEL. — Traité de chirurgie clinique et opératoire de A. Le Dentu et Pierret Delbet, 1896.
RICARD. — Traité de chirurgie, Duplay et Reclus, 1897.
TILLAUX. — Chirurgie clinique, 1888-1889.

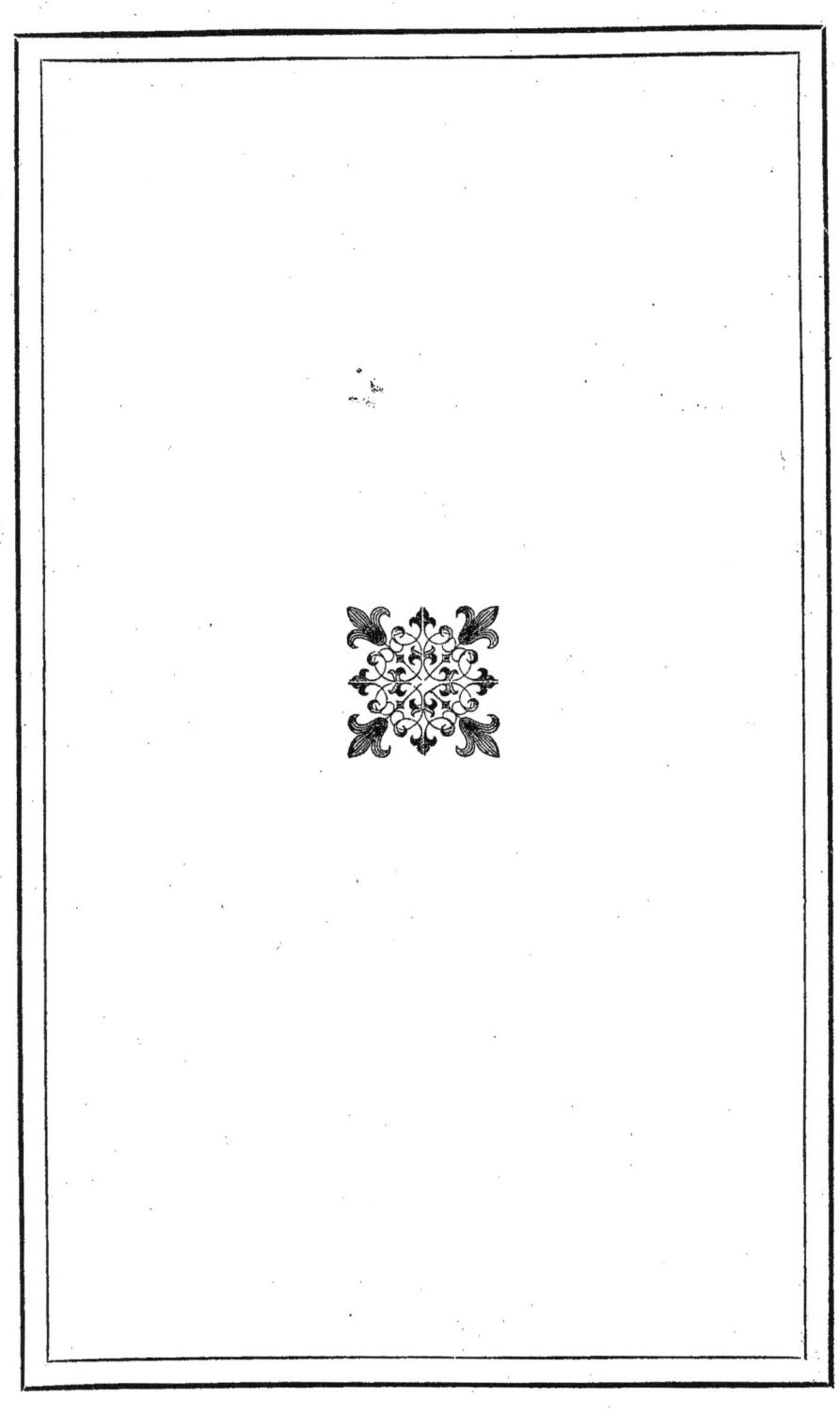

www.ingramcontent.com/pod-product-compliance
Lightning Source LLC
Chambersburg PA
CBHW071755200326
41520CB00013BA/3266